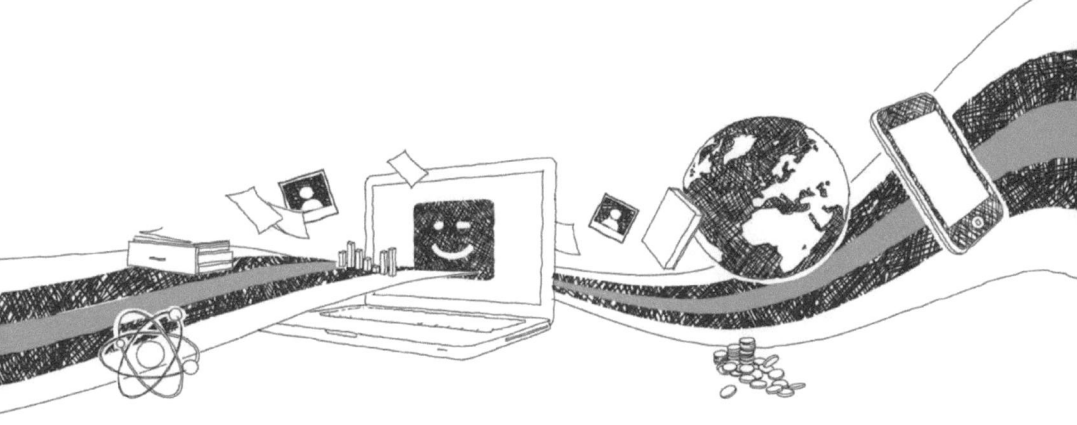

Bibliografische Information der Deutschen Nationalbibliothek:

Die Deutsche Bibliothek verzeichnet diese Publikation in der Deutschen National-
bibliografie; detaillierte bibliografische Daten sind im Internet über http://dnb.d-
nb.de/ abrufbar.

Impressum:

Copyright © 2014 GRIN Verlag
Druck und Bindung: Books on Demand GmbH, Norderstedt Germany
ISBN: 9783668907133

Dieses Buch bei GRIN:

https://www.grin.com/document/459508

Angelica Maria Cruz

Das deutsche Gesundheitssystem im internationalen Vergleich

GRIN Verlag

GRIN - Your knowledge has value

Der GRIN Verlag publiziert seit 1998 wissenschaftliche Arbeiten von Studenten, Hochschullehrern und anderen Akademikern als eBook und gedrucktes Buch. Die Verlagswebsite www.grin.com ist die ideale Plattform zur Veröffentlichung von Hausarbeiten, Abschlussarbeiten, wissenschaftlichen Aufsätzen, Dissertationen und Fachbüchern.

Besuchen Sie uns im Internet:

http://www.grin.com/

http://www.facebook.com/grincom

http://www.twitter.com/grin_com

Wirtschafts- und Sozialwissenschaftliche Fakultät

der Universität Hamburg

Fachbereich Sozialökonomie

Hausarbeit im Fachkurs:

Fallstudien zur Gesundheitsökonomie und Sozialpolitik:

Das deutsche Gesundheitssystem im internationalen Vergleich

Sommersemester 2014

Verfasserin:

Angelica Maria Cruz

Studiengang:

Bachelor of Arts BWL-Sozialökonomie

4. Semester

Abgabetermin: 31. Juli 2014

Inhaltsverzeichnis

Abkürzungsverzeichnis

BMGS	Bundesministerium für Gesundheit und soziale Sicherung
OECD	Organisation for Economic Cooperation and Development
HCQI	Health Care Quality Indicators
WHO	World Health Organisation

Abbildungsverzeichnis

Abbildungen im Anhang

1   Einleitung

Seit Jahren beschäftigt sich die Politik in Deutschland mit dem Dauerproblem der Gesundheitsversorgung. Das Gesundheitssystem in Deutschland umfasst neben den 4.4 Millionen Beschäftigten im Sektor, Ausgaben in Höhe von 245 Milliarden Euro[1] und gilt als eines der weltweit teuersten Gesundheitssystemen nach den USA und der Schweiz laut dem WHO-Gesundheitsreport[2].[3] Trotz hoher Ausgaben, einer effektiven und intakten Gestaltung der Funktionen des Gesundheitssysteme gibt es dennoch keine Garantie für eine erfolgreiche Versorgung der Gesellschaft.[4] Der internationale Blick auf die große Vielfalt an bestehenden Gesundheitssysteme weltweit, kann auf die jeweiligen unterschiedlichen Ansprüchen der Kunden, der Qualität der Gesundheitsversorgung und dem jeweiligen ökonomischen Umfeld in den einzelnen Ländern zurückgeführt werden. In Deutschland umfasst der Gesundheitssektor ca. 10,6 % des deutschen BIP.[5] Die intakte Funktion ist neben der wachsenden Relevanz für die Wirtschaft und den großen Zukunftschancen in der Branche eines der größten Herausforderungen der Politik und der Wirtschaft.

1.1   Problemstellung

Die Qualität der deutschen Gesundheitsversorgung zählt weltweit zu den besten.[6] Laut dem BMGS besitzt das deutsche Gesundheitssystem eines den höchsten Qualitätsstandards in der Gesundheitsversorgung und bietet den Nutzern einen einfachen Zugang zu primärärztlicher[7] Notfallversorgung.[8] Trotz dieser positiven Einschätzung und Bewertung der Politik, hat Deutschland immer noch große Schwierigkeiten und Schwachstellen im Vergleich zu anderen Ländern und beschäftigt seit Jahren die unterschiedlichen Regierungen in Berlin. Um hierzu einen geeigneten Einblick erlangen zu können, stellt sich an dieser Stelle die Frage, anhand welcher Messindikatoren und Dimensionen eine Bewertung bzw. eine exakte Messung des Gesundheitssystems möglich ist, um ein genaues Qualitätsniveau ermitteln zu können. Die

---

[1] Stand: 2006
[2] Bericht aus dem Jahr 2000. Quelle:
[3] Vgl. http://www.who.int/whr/2000/en/, 31.05.2014.
[4] Vgl. Simon, M, (2010), S. 122.
[5] Vgl. http://www.bpb.de/politik/innenpolitik/gesundheitspolitik/72547/gesundheitswesen-im-ueberblick, 30.07.2014
[6] Vgl. http://www.pkv.de/service/broschueren/positionen/vorteile-und-fakten-des-deutschen-gesundheitssystems.pdb.pdf.03.08.2014.
[7] Primärärztliche Versorgung bezieht sich auf die Konzentration der Leistungserbringung von Ärzten in den Krankenhäusern in Notfallsituationen. Vgl. Tübingen, P. (1996), S. 202.
[8] Vgl. http://www.bmg.bund.de/gesundheitssystem/gesundheitsberichterstattung.html, 20.07.2013.

Qualitätsbewertung des deutschen Gesundheitssystems im internationalen Vergleich in dieser Arbeit, basiert auf den Grundlagen der Studie „Health Care Quality Indikators 2006" (im Folgenden: HCQI-Studie) von Edward Kelley und Jeremy Hurst, durchgeführt im Rahmen eines Projekts der OECD zur Unterstützung der Gesundheitsversorgung. Hierbei wurden die Gesundheitssysteme mit der Gesundheitsversorgung von 23 OECD-Mitgliederstaaten und ihre bisherige Erfahrung anhand der Gesundheitsleistung genauer betrachtet.[9] Die Kernproblematik der Untersuchung dabei belief sich neben der Vereinheitlichung der unterschiedlichen internationalen Gesundheitssysteme, in der adäquaten Festlegung von Indikatoren und Dimensionen bei der Betrachtung der verschiedenen Systeme. Folgedessen, sind zentralen Fragen aufgetreten, die es in dieser Arbeit zu untersuchen gilt und die wiefolgt präzisiert werden können:

- Anhand welcher Maßstäbe werden die Gesundheitssysteme innerhalb der Studie gemessen?
- Welche Kriterien sind relevant, um die unterschiedlichen Gesundheitssysteme vergleichen zu können?
- Welche Dimensionen würden in Deutschland gemessen?
- Welche Bewertung erfährt Deutschland im internationalen Vergleich?

1.2. Ziel der Arbeit

Ziel der vorliegenden Arbeit ist es, anhand der Studienergebnissen von Kelley und Hurst eine Bewertung des deutschen Gesundheitssystems im internationalen Vergleich zu ermitteln. Hierbei gilt es Schwachstellen und Stärken anhand von Kriterien, Indikatoren und Dimensionen im System auszumachen und hervorzuheben. Der internationale Vergleich, dient als Maßstab der einzelnen Kriterien. Desweiteren soll aufgezeigt werden, anhand welche Indikatoren und Dimensionen ein internationaler Vergleich durchgeführt wurde und die Ergebnisse der HCQI Studie sollen im Laufe der Arbeit präsentiert und kritisch reflektiert werden.

1.3. Aufbau der Arbeit

Nach der Einleitung erfolgt in Kapitel 2 die Bestimmung relevanter Begriffe innerhalb Untersuchung. Im dritten Kapitel werden die Rahmenbedingungen zur Auswahl von geeigneten

---

[9] Vgl. Kelley, E./Hurst, J. (2006), S. 8.

Kriterien zur Messung des Gesundheitssystems beschrieben. Dabei wird der Fokus auf die Beschreibung der Dimensionen und Indikatoren gelegt die als theoretischen Rahmen für die Arbeit wirken. In Kapitel 4 werden die Dimensionen und Indikatoren geklärt, die relevant nach der HCQI – Studie für die Messung der unternationale Gesundheitssystem sind. Anschließend wird in Kapitel 5 Deutschland im internationalen Vergleich anhand der im Vorfeld betrachteten Indikatoren und Dimensionen bewertet. Insbesondere werden dabei die Faktoren genauer analysiert, die einen negativen Einfluss auf die allgemeine Bewertung des deutschen Gesundheitssystems ausüben. Die Arbeit endet mit einer Zusammenfassung mit Anmerkungen zu den im Verlauf der Arbeit aufgetretenen Limitationen und einer Kritik der Studie.

2   Begriffsverständnis und -abgrenzungen

Im folgenden Kapitel werden elementare Begriffe, die im Rahmen der Untersuchung als relevant angesehen werden, ausführlich betrachtet. Ziel ist es, die Begriffe anhand von Definitionen und signifikanten Merkmalen zu bestimmen, um Missverständnisse ihres Gebrauchs in der Fortführung der Arbeit zu vermeiden und ein Grundverständnis für die in den nachfolgenden Kapiteln folgende Untersuchung aufzubauen.

2.1   Indikatoren und Dimensionen

Die Begriffe „Indikator", „Dimension" und „Qualität" spielen im Kontext der Untersuchung eine zentrale Rolle. Aufgrund des weiten Begriffsverständnis von Indikatoren, können in der Literatur zahlreiche Interpretationen vorgefunden werden.[10] Eine erwähnenswerte Definition von Indikator liefern Sauberer, Moser und Grabherr. Sie betrachten in ihren empirischen Untersuchungen den Begriff im Kontext zur Realität.[11] Dabei sind Sie der Auffassung, dass ein Indikator ohne Realitätsnähe nicht zustande kommen kann und demnach keine Wirkung besitzt.[12] Eine weitere bedeutende Definition liefern Schubert und Klein, sie definieren Begriff des Indikators als „ eine Messgröße, die (soziale, ökonomische, politische) Sachverhalte anzeigt, die nicht unmittelbar messbar sind (z. B. durchschnittliche Lebenserwartung als Indikator für die gesundheitliche Versorgung eines Landes),"[13]

---

[10] Vgl. Rubant, G. (1997), S. 17 ff.; Lauterbach K. (2010), S. 311;
http://www.kas.de/upload/dokumente/verlagspublikationen/Innovation-Medizin/innovation_medizin_henke.pdf
http://de.statista.com/statistik/lexikon/definition/66/indikator/, 20.07.2014.
[11] Vgl. Sauberer, N./Moser, D./Grabherr, G. (2008), S. 215.
[12] Vgl. ebd.
[13] Schubert ,K./Klein, M. (2011), S. 25.

Die Definition von Schubert und Klein wird als Grundlage für die Untersuchung in dieser Arbeit herangezogen. In dieser Definition werden die unmittelbare Sachverhalten gemessen anhang von Indikatoren, um die notwendige Information für die HCQI-Studie liefern zu können.

Der Dimensionsbegriff wird in verschiedenen Disziplinen der Wissenschaft unterschiedlich definiert. Aus soziologischer Sicht ist eine Dimension eine „Abmessung, Ausdehnungsrichtung oder auch ein Merkmalsbereich".[14] „Eine Dimension kann als ein Eigenschaftsraum gedacht werden, der als statistischer Zusammenhang zwischen Merkmalen erscheint".[15] Zum Beispiel ein Armutsdimension hat einen Zusammenhang mit der Politik und die vorhandene Ressourcen in einem Land[16] Eine grundlegende Messung hierzu, kann verschiedene Indikatoren und verschiedene Dimensionen aufzeigen.[17] Gehring und Weins stellen eine Beziehung zwischen verschiedenen Dimensionen und Indikatoren dar. Die Grafik in der folgenden Tabelle 1 verdeutlicht diesen Zusammenhang:

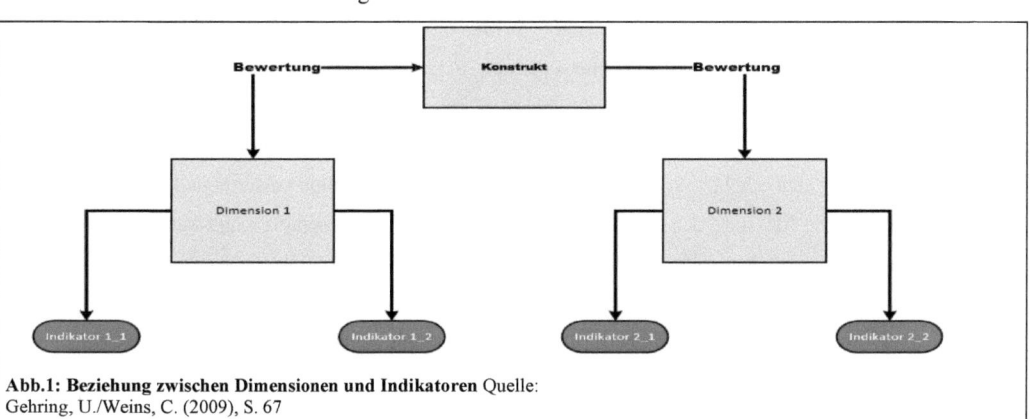

Abb.1: Beziehung zwischen Dimensionen und Indikatoren Quelle:
Gehring, U./Weins, C. (2009), S. 67

Gehring und Weins versuchen ihre theoretischen Überlegungen zu Dimensionen anhand des Konstruktes zu erklären. Hierbei liefert das Konstrukt Information über soziale und psychische Phänomene, stellt aber keinen empirischen Sachverhalt dar[18], d.h. es kann nur mit Hilfe von

---

[14] http://www.wortbedeutung.info/Dimension/, 05.06.2014.
[15] Ebd.
[16] Vgl. https://www.kfw-entwicklungsbank.de/Internationale-Finanzierung/KfW-Entwicklungsbank/Development-Research/Forschungskooperationen/Beispiel-Armutsdimensionen/, 03.08.2014.
[17] Vgl. Gehring, U./Weins, C. (2009), S. 67.
[18] Vgl. Börtz, J./Döring, N. (2005), S. 681.

Indikatoren betrachtet werden. Die Beziehung von einem Konstrukt zu einem Indikator wird als Operationalisierung bezeichnet, wobei die Indikatoren bestimmten Dimensionen entsprechen.[19]

2.2 Qualität

„Qualität" erfährt als Begriff ein sehr breites Spektrum von Definitionen in der Literatur.[20] Nach Kamiske ist Qualität „die Summe von Technik und Geisteshaltung".[21] Zollondz wiederrum bezeichnet den Begriff Qualität, „wenn man ein bestimmtes Maß an ausgewählten Kriterien als Qualitätsmerkmal betrachtet".[22] Eine weitere erwähnenswerter Definition des Qualitätsbegriff innerhalb des Gesundheitswesen wurde von Donabedian im Jahr 1966 veröffentlich. Hier bezeichnet er die „Qualität der Gesundheitsversorgung ist das Ausmaß, in dem die tatsächliche Versorgung mit vorausgesetzten Kriterien für gute Versorgung übereinstimmt"[23] Nach Donabedian sind auch physische und finanzielle Ressourcen sowie die Qualifikation des medizinischen Personals entscheidende Maßstäbe, um den Qualitätsbegriff in der Gesundheitsökonomie definieren zu können.[24] In der Gesundheitsversorgung bezieht sich der Begriff auf die Wahrnehmung der Lebensqualität, indem z.B. durch fachlich qualifiziertes Personal und eine genügende wirtschaftliche Versorgung das Ziel erreicht wird, dass die Behandlungen von Individuen in der gesamten Bevölkerung steigen und die Lebenserwartung der Bevölkerung sich erhöht.[25] Folglich stellt sich die Frage, wie Qualität bewertet und gemessen werden kann. Die Messung der Gesundheitsversorgungsqualität ist komplex und kann anhand von Indikatoren und Kriterien durchgeführt werden (siehe Abb. 1). Um eine erfolgreiche Messung der Qualität von Gesundheitssystemen durchführen und Vergleichbarkeit gewährleisten zu können, sollten verschiedene Dimensionen und Indikatoren festgelegt werden[26] (siehe kap.4 Dimensionen und Indikatoren).

Nach der Klärung der Begriffe, sollen im nachfolgenden Kapitel Kriterien zur Messung der Qualität internationaler Gesundheitssysteme bestimmt werden und miteinander verglichen werden und dabei die unterschiedliche Auswahl an Dimensionen in verschiedenen Ländern genauer betrachtet werden.

---

[19] Vgl. ebd.
[20] Vgl. Werner, C. (2000), S. 14; Roeder, N. (2000), S. 73; Fleßa, S./Greiner, W. (2013), S. 20 ff.
[21] Vgl. Kamiske , G./ Brauer, J. (2006),S.171.
[22] Vgl. Zollondz, H. (2006), S.165.
[23] Donebian, A. (1966) ,S.171.
[24] Vgl. Donabedian, A. (1980), S. 81.
[25] Vgl. Ernst, A. (2008), S. 1.
[26] Vgl. Kelley, E./Hurst, J. (2006), S. 18.

3   Rahmenbedingungen zur Auswahl von geeigneten Kriterien und Indikatoren

Die theoretische Untermauerung der Arbeit basiert auf den theoretischen Überlegungen von Kelley und Hurst aus der HCQI-Studie. Um einen validen Vergleich von internationalen Gesundheitssystemen gewährleisten zu können, müssen Qualitätskriterien im Vorfeld vorgestellt und festgelegt werden. Dabei können unterschiedliche länderspezifische Indikatoren und Dimensionen ausgewählt werden, um deine Messung durchführen zu können.[27] Folglich stellt sich die Frage nach den Faktoren zur Auswahl von geeigneten Kriterien. Innerhalb der HCQI-Studie wurden dabei wichtige Faktoren benannt, die maßgebend sind, um geeignete Kriterien erstellen und festlegen zu können. Siehe dazu Abb.2: Faktoren zur auswählt von geeigneten Kriterien.

> ➤ Angemessene politische Intervention bei Problemen.
>
> ➤ Gültigkeit, Zuverlässigkeit und Eindeutigkeit der Erhebungsbefunde als Grundlage für wissenschaftlich fundierte Implikationen oder Empfehlungen.
>
> ➤ Reibungslose Durchführbarkeit für den Erhalt international vergleichbare Daten zur Messung.

Abb:2 Faktoren zur auswählt von geeigneten Kriterien
Quelle: Kelley, E./Hurst, J. (2006), S. 18.

Diese drei Faktoren beschreiben die Wichtigkeit der auswählt von Kriterien. Die politische Einstellungen im Gesundheitswesen um Verbesserungsmaßnahmen durchzuführen zu können sowie der Erhalt von Glaubwürdige   Ergebnisse ohne Manipulationen von Daten sind erforderlich, um Kriterien in einem Land feststellen zu können. Ohne diese Faktoren sind die geeigneten Kriterien um die Messung der Gesundheitssystem zu wählen nicht möglich.

Nach der Festlegung der Qualitätsmaßstäben zur Ermittlung von   Qualitätskriterien, sollen im folgenden die Kriterien der HCQI-Studie näher betrachtet werden. In der HCQI-Studie wurden folgende drei Kriterien für die Messung von Gesundheitssystemen festgelegt.

1) Relevanz der Qualitätsmessung:

In diesem Kriterium wird untersucht, wie groß ist das Gesundheitsrisiko, die Auswirkungen von Krankheiten sowie Auswirkungen auf die Gesundheitsausgaben. Um dieses Kriterium messen zu können, werden die Aussichten auf Heilung, Mortalitätsraten und mögliche Maßnahmen, die zur Verbesserung des Gesundheitswesens betrachtet. Weitere Aspekte wie die politischen

---

[27] Vgl. World Health Organisation (2000), S. 41.

Eingriffsmöglichkeiten wirken sich außerdem auf das Kriterium aus. Die Politik beschäftigt sich mit den Maßnahmen, die die Entscheidungsträger in Hinsicht auf Betroffene oder Risikogruppen mit bestimmten Krankheiten veranlassen. Hier wird überprüft, wie das Gesundheitssystem in einem Land auf die verschiedenen politischen Maßnahmen reagiert. Zum Beispiel bei Verletzungen, die durch Autounfälle verursacht werden. In diesem Fall wird überprüft, ob eine erforderliche politische Maßnahme wie die Reduzierung der Geschwindigkeit auf Autobahn durchgeführt werden kann und ob dies sinnvoll ist.

2) Wissenschaftliche Zuverlässigkeit der Messung:

Die Gültigkeit von Maßnahmen bezieht sich auf die reibungslose Messung von politischen und klinischen Maßnahmen und Überprüfung, ob bereits angewendete und durchgeführte Maßnahmen erfolgreich sind. Um die Gültigkeit der Maßnahmen messen zu können, muss man auf empirische Methoden zurückgreifen, um einer Manipulation der Ergebnisse verhindern zu können. Die Messungen müssen mit anderen Messungen vergleichbar sein und die gleichen Aspekte in Bezug auf die Gesundheitsqualität aufweisen.[28] Des Weiteren ist die Variabilität der Messung von besonderer Bedeutung. Bei der Variabilität der Messung, werden Messungen mit unterschiedlichen Personen und zu unterschiedlichen Zeitpunkten durchgeführt, um dauerhafte Ergebnisse zu erhalten. Zum Beispiel sind die Symptome bei einer Herzerkrankung bei allen Personen überall gleich? Anhand von Ergebnissen, kann man allgemeine Symptome von Krankheiten feststellen. Die Eindeutigkeit der Messungen muss wissenschaftlichen Haupt- und Nebengütekriterien29 erfüllen und muss empirisch belegbar sein.

3) Vergleichbarkeit der Daten für die Messung:

Dieses Kriterium hat eine bedeutende Rolle in dem Gesundheitssystemvergleich. Mit diesem Kriterium werden uneinheitliche Messdaten sowie keine vergleichbare Daten zwischen den unterschiedlichen Ländern selektioniert und in dem Vergleich ausgeschlossen. Um die Vergleichbarkeit feststellen zu können wird überprüft, ob bestimmte Prototypen in der Messung

---

[28] Vgl. Carmines, E./Zeller, R. (1978), S. 34.

[29] Haupt und Nebengüterkriterien: Nach Lienert (1989) unterscheidet man bei empirischen Untersuchungen Haupt- und Nebengütekriterien. Hauptkriterien sind die Objektivität, die Reliabilität und die Validität, Nebengütekriterien sind die Ökonomie (Wirtschaftlichkeit), Nützlichkeit, Normierung und Vergleichbarkeit von empirischen Untersuchungen. Quelle : http://arbeitsblaetter.stangl-taller.at/FORSCHUNGSMETHODEN/Guetekriterien.shtml , 04.08.2014.

bestehen. Unter Prototypen ist zu verstehen, dass typische Muster Daten einer bestimmten Kategorie vertreten werden. Falls Prototypen vorhanden sind, muss geklärt werden, ob diese Prototypen der nationalen oder der sub-nationalen Ebene angehören.[30]

4   Dimensionen und Indikatoren

Nach den erarbeiteten Kriterien zur qualitativen Messung der Untersuchung gilt es nun Messgrößen festzulegen. Dabei sind Dimensionen und Indikatoren festzulegen, mit denen die Qualität der Gesundheitssysteme in den unterschiedlichen Ländern beurteilt werden sollen. Es stellt sich an diesem Punkt die Frage, welche Indikatoren und Dimensionen erforderlich sind, um die unterschiedlichen Gesundheitssysteme einheitlich abbilden und messen zu können. Die Vergleichbarkeit der verschiedenen Staaten muss zunächst anhand des jeweiligen ökonomischen Status, der politischen Lage und des Niveaus des Gesundheitswesens durch die Dimensionen überprüft werden, um eine vergleichende Analyse durchführen zu können.[31]

Folglich gilt es nun im Folgenden die unterschiedlichen Dimensionen der Studie zu betrachten und zu analysieren.

4.1   Dimensionen

Der Fokus der Untersuchung wird auf die Messung der Gesundheitssystemqualität der einzelnen Länder gelegt.[32] Um einen Vergleich durchführen zu können, wurden in der HCQI-Studie primäre und sekundäre Dimensionen festgelegt. Die primären Dimensionen werden in mehr als der Hälfte der 23 untersuchten Länder verwendet.

Die Häufigkeit der Verwendung diese Dimensionen hat den Zweck, um die notwendige Qualität des Gesundheitssystems exakt bewerten zu können. Folglich müssen diese definierbar und messbar sein um eine objektive Bewertung der Qualität der Gesundheitssysteme in den verschiedenen Ländern gewährleisten zu können.[33] Ziel dabei ist es, die verschiedenen Eigenschaften der Gesundheitssysteme durch Informationen über mögliche Verbesserungsvorschläge und Gesundheitsqualitätsindikatoren bewerten zu können.[34]

---

[30] Vgl. Kelley, E./Hurst, J. (2006), S. 18.
[31] Vgl. Kelley, E./Hurst, J. (2006), S. 19.
[32] Vgl. ebd.
[33] Vgl. Kelley, E./Hurst, J. (2006), S. 19.
[34] Vgl. Kelley, E./Hurst, J. (2006), S. 19.

Primär Dimension Am häufigste betrachtete Dimensionen	Sekundär Dimension Weniger betrachtete Dimensionen
1. Effektivität	1. Zulässigkeit
2. Sicherheit	2. Angemessenheit
3. Reaktionsfähigkeit	3. Kompetenz oder Fähigkeit
4. Zugänglichkeit	4. Kontinuität
5. Gerechtigkeit	5. Rechtzeitigkeit
6. Effizienz	

Abb.3. Primär und Sekundär Dimension
Quelle: Eigene Darstellung in Anlehnung von an Kelley, E./ Hurst, J. (2006), S.19.

4.1.1 Am häufigsten betrachtete Dimensionen

Die am häufigsten betrachteten Dimensionen in der HCQI-Studie verwendeten Dimensionen können wie folgt präzisiert werden. Die Effektivität gehört zu den einflussreichsten Dimensionen innerhalb der Studie, da diese Auskunft über die Erreichung eines gewünschten Ergebnisses liefert. Mit der Effektivitätsmessung kann eine zielgerichtete Bestimmung der Gesundheitsleistung überprüft werden, um dabei Erfahrungswerte zu erhalten, welche Personengruppen hauptsächliche Profiteure des Gesundheitssystems sind.[35] Die zweite betrachtete Dimension umfasst die Sicherheit des Gesundheitssystems. Hierbei wird nicht nur die Sicherung des Leistungsspektrums der Gesundheitsversorgung betrachtet, sondern auch die speziellen Sicherheitsbedürfnisse der Bevölkerung wie z.B. Pflegebedürftigkeit oder Vorsorgeuntersuchungen. Die Sicherheitsdimension hat zudem eine enge Beziehung zur Effektivitätsdimension, da Sicherheit aufgrund der jeweiligen begrenzten finanziellen Lage nur für bestimmte Personengruppe erreichbar ist.[36] Als weitere Dimension wird die Reaktionsfähigkeit bzw. Kurzfristigkeit oder auch die „Patientenzufriedenheit" [37] betrachtet.

Hierbei wird die Reaktionsfähigkeit bzw. die Veränderbarkeit der Gesundheitssysteme auf plötzlich eintretende bestastende Ereignisse für das Gesundheitssystem beurteilt und dabei die Schnelligkeit auf die auftretende Gesundheitserwartung bewertet. Z.B. die erhöhte Anzahl an

---

[35] Vgl. Arah, O./Klazinga , N./Delnoij, D. (2003), S. 377 ff.
[36] Vgl. Kelley, E./Hurst, J. (2006), S. 11.
[37] Die Patientenzentriertheit umfasst sowohl die klinische Kompetenz des Gesprächspartners als auch den Einsatz patientenzentrierter Gesprächstechniken. Ausdrücklich sollen die Erwartungen, Gefühle und Krankheits- vorstellungen des Patienten Berücksichtigung finden. Quelle: http://www.rosenfluh.ch/rosenfluh/articles/ download/4019/Was_bedeutet_eigentlich_patientenzentrierte_Medizin.pdf , 06.05.2014.

Impfungen während der gab es bei der Schweinegrippe.38 Desweiteren haben hierzu Patienten die Möglichkeit, bestimmte Aspekte der Versorgung zu bewerten wie z.B. die Angemessenheit der Pflege, die Behandlung oder die allgemeine Zufriedenheit in Hinsicht auf Serviceleistungen.

Die Dimension der Zugänglichkeit zum Gesundheitssystem betrachtet die mögliche Inanspruchnahme und die bestehenden Barrieren zur Gesundheitsversorgung in einem Land. Die Zugänglichkeit benötigt die aktive Beteiligung von Gesundheitsdiensten.39 Der Zugrifft auf die Gesundheitsversorgung kann hierzu auf drei unterschiedlichen Wegen erfolgen: Physisch, finanziell oder psychologisch. Die Dimension der Gerechtigkeit wird oft als Raum benutzt, um die Gesundheitsfinanzierung zu prüfen. In der HCQI-Studie bezieht sich hierbei der Fokus auf faire Angebote der Gesundheitsleistung für Betroffene. Die Gerechtigkeit hat aufgrund der Abhängigkeit von der finanziellen Lage eine enge Verbindung mit der Zugänglichkeit. Zum Beispiel bei Zahnbehandlungen müssen die Patienten mit niedrigen Einkommen in der Mehrheit der Fälle fast alle kosten selber tragen und damit ist die Zugänglichkeit des Gesundheitssystem ausgeschlossen.40

Die Effizienz Dimension beschäftigt sich auf der effizienten Nutzung von bestehenden Ressourcen im Gesundheitssystem, um die größtmöglichen Vorteile erzielen zu können. Donabedian definiert die Effizienz eines Gesundheitssystems in Hinblick auf möglichst niedrige Kosten und erzielbare Ergebnisse.41

4.1.2 Weniger häufig betrachtete Dimensionen

Die weniger häufig betrachteten „sekundären Dimensionen", besitzen eine ebenso hohe Relevanz wie die primären Dimension, können jedoch einen wichtigen Einfluss auf das Gesundheitssystem, der betrachtete Länder ausüben. Die Zulässigkeitsdimension bezieht sich als sekundär Dimension auf die Wünsche und Erwartungen der Gesellschaft und deren Angehöriger an das Gesundheitssystem.42 Die bisherigen Erfahrungen der Individuen haben einen prägenden Einfluss auf die zukünftige Nutzung des Gesundheitssystems.43 Z.B. empfehlen gut versorgte Krebspatienten und deren Angehörige das Krankenhaus weiter. Diese Dimension wird oft

---

[38] Vgl. https://www.apotheken.de/gesundheit-heute-news/article/vogelgrippe, 31.07.2014.
[39] Vgl. Kelly, E./Hurst, J. (2006), S. 13.
[40] Vgl. http://www.banken.de/inhalt/journal/artikel/artikel-versichern-krankenversicherung/private-zahnzusatzversicherung-zahnersatz-nur-fuer-reiche?type=, 04.08.2014.
[41] Vgl. Donabedian, A. (2003), S. 2.
[42] Vgl. Donabedian, A. (2003), S. 4.
[43] Vgl. Kelley, E./Hurst, J. (2006), S. 14.

betrachtet als Teil der Patientenzufriedenheit (siehe Kap. 4.1.1: Am häufigsten betrachtete Dimensionen).

Als weitere Dimension wird die Angemessenheit betrachtet. Mit der Angemessenheitsdimension wird die Leistung, die in der Gesundheitsversorgung gegeben würde überprüft um zu wissen, ob die klinische Anforderungen erfüllen würden. Die Angemessenheitsdimension erfasst wichtige Konzepte für das Verständnis der Versorgungsforschung wie „die Umsetzungsbedingungen von der absoluten zur relativen Wirksamkeit im Alltag".44 Die Angemessenheitsdimension ist als Teil der Effektivitätsdimensionen angesehen.

Eine weitere sekundäre Dimension wird die Kompetenz oder Fähigkeit betrachtet. Diese Dimension bewertet den Ausbildungs- und Fähigkeitsgrad des Gesundheitspersonals der Einrichtungen. Die Bewertung hat dabei zwei Hauptkriterien: die Kommunikation und die erfolgreiche Behandlung der Patienten. Desweiteren gehören zur Kompetenz technische sowie kulturelle Kompetenzen hinzu, z.b. die Zahl der im Krankenhaus vorhandenen Ultraschallgeräte und die Qualifikation der Ärzte, wie z.B. in Hinsicht auf Fremdsprachenkenntnisse.

Die Kontinuitätsdimension in den Gesundheitssystemen liefert Informationen über kontinuierliche Maßnahmen während der Behandlung. Zum Beispiel über die Anzahl der Patienten mit Depression, die kontinuierlich ein Antidepressivum erhalten. Diese Dimension liefert vielleicht einen Qualitätsmaßstab oder gute Reputation für die einzelnen Einrichtungen.

Als letzte Dimension wird die Rechtzeitigkeit betrachtet. Diese Dimension bezieht sich auf den rechtzeitigen Zugang zur Gesundheitsversorgung bzw. zur Hauptversorgung, wenn diese als notwendig betrachtet wird, bezieht.45 Die Schnelligkeit der Versorgung gehört zur Rechtzeitigkeitsdimension sowie primär Reaktionsfähigkeitsdimension. Trotzdem es ist wichtig zu erklären, dass die Rechtzeitigkeitsdimension umfasst sich auch mit der rechtzeitigen Koordination der Versorgung bei Krankheiten. Zum Beispiel nach einem Herzinfarkt muss die Schnelligkeit von Terminen und Behandlungen folgen während in der primär Reaktionsfähigkeitsdimension beschäftigt sich mit der Zufriedenheit der Patienten.

Folglich stellt sich die Frage, nach welchen Kriterien diese Dimensionen als primär oder sekundär Dimensionen ausgewählt wurden und wieweit kann eine Überschneidungsfreiheit der Dimensionen gewährleistet werden.

Nach der Betrachtung der unterschiedlichen Dimensionen innerhalb der Studie, gilt es zu den zweiten Messmaßstab die Indikatoren in der Studie zu untersuchen.

---

44 http://www.svr-gesundheit.de/index.php?id=83, 09.06.2014.
45 Vgl. Aday, L /Anderson, R. (1975), S. 15.

4.2 Indikatoren

Zu den wichtigsten Messinstrumenten von Gesundheitssystemen auf nationaler und internationaler Ebene zählen die Qualitätsindikatoren.[46] Die Qualitätsindikatoren würden von Donabedian entwickeln, um die Qualitätsvorteilung von medizinischer Versorgung bewertet zu können. Er unterteilte das Qualitätsmodell in Struktur, Prozess und Ergebnisindikatoren.[47]

4.2.1 Qualitätsindikatoren

Qualitätsindikatoren dienen zur Bestimmung der Qualität des Gesundheitswesens genau bestimmt werden. Mittels der Qualitätsindikatoren können geeignete Instrumente erkannt werden, um eine kontinuierliche Gesundheitsverbesserung zu schaffen.[48]

Innerhalb der HCQI-Studie wurden die Qualitätsindikatoren von Donabedian in den folgende Tabelle betrachtet. (siehe dazu Abb. 4 Qualitätsindikatoren).

Strukturindikatoren	Prozessindikatoren	Ergebnisindikatoren
Der Indikator umfasst die Qualitätsmessung der Gesundheitsversorgung, Ärzte sowie Krankenhäuser, infolge von geeigneter Prozesse, um das erwünschte Ergebnis zu erzielen.	Der Indikator umfasst erforderliche Maßnahmen zur Verhinderung einer Risikopopulation. Zum Beispiel die regelmäßige Messung des Bluthochdrucks bei Patienten.	Umfasst die Suche nach repräsentativen Faktoren zur Gesundheitsverbesserungen. Faktoren wie Alter, Grad der Erkrankung oder sozioökonomischer Status können einen erheblichen Einfluss auf diesem Indikator ausüben. Z.B. die Infektionsrate des Herzkreislaufsystems nach einem Herzinfarkt im ersten Jahr der Erkrankung.

Abb. 4: Qualitätsindikatoren

Quelle: Eigene Darstellung in Anlehnung an Kelley, E./Hurst, J. (2006), S. 16.

Kelley und Hurst Interpretation über die Qualitätskriterien von Donabedian beschreiben, dass die Strukturindikatoren sich mit der Qualität des Personals, Krankenhäuser und Ärzte beschäftigen. Wiederrum ist für Donabedian nicht nur die Infrastruktur einer Organisation und ihre Rahmenbedingungen als Strukturindikator zu verstehen sondern organisatorischen und finanziellen Gegebenheiten also die Nutzungsmöglichkeiten von materielle und personelle

---

[46] Vgl. Held, B. (2012). S. 19.
[47] Vgl. Donebian, A. (1966) ,S.172.
[48] Vgl. Zorn, U./Ollenschläger, G. (1999), S. 124.

Ressourcen sowie sachliche Rahmenbedingungen wie technische Ausrüstungen.[49] Prozessindikatoren haben nach der HCQI –Studie die Aufgabe zukünftige Risiken in der Bevölkerung zu verhindern und die Ergebnisindikatoren werden als Erfolg oder Misserfolg von der Zielerreichung, die durch die zukünftige Gesundheitszustandes des Patienten betrachtet werden kann.[50] Mit den Qualitätsindikatoren wurden die primär und Sekundär Dimension (siehe Kap. 4.1 Dimensionen) eingeordnet und zu wissen, welche Qualitätsindikatoren entsprechen.

4.2.2 Auswahl von Indikatoren und Dimensionen

Innerhalb der HCQI-Studie wurden in Folge, im Vorfeld festgelegter Dimensionen und Indikatoren unterschiedliche Länder mit vergleichbaren Dimensionen untersucht. Es ist anzumerken, dass ein Vergleich zwischen den 23 ausgewählten Ländern kaum erzielbar ist, da nicht alle Länder vergleichbare Dimensionen und Indikatoren aufzeigen. Folglich stellt sich die Frage, welche Erkenntnisse wurde durch den Vergleich erzielt und wie schnitt Deutschland im internationalen Vergleich ab. Dies Analyse soll im nachfolgenden Kapitel genauer betrachtet werden.

5 Deutschland im internationalen Vergleich

Gegenstand dieses Kapitels ist die Darstellung der Ergebnisse der HCQI-Studie durch die bereits erlangten Klärungen hinsichtlich der verschiedenen Dimensionen und Indikatoren, liegt der Fokus auf der Bewertung Deutschlands im Vergleich mit anderen Nationen. Deutschland wurde in der Studie mit folgenden Dimensionen bewertet (siehe Abb.5 : Bewertende Dimensionen in Deutschland).

---

49 Vgl. Lloyd, C. (2004), S.66.

50 Vgl. Kelley, E./Hurst, J. (2006), S. 16.

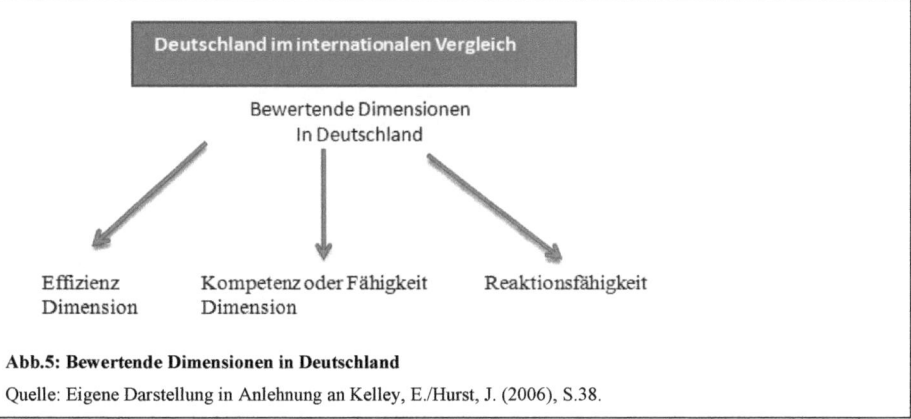

Abb.5: Bewertende Dimensionen in Deutschland

Quelle: Eigene Darstellung in Anlehnung an Kelley, E./Hurst, J. (2006), S.38.

Als erstes wurde die „Effizienz" des Gesundheitssystems im Vergleich zu den anderen Ländern verglichen (siehe Kap: 4.1.1: Primär Dimension: Am häufigsten betrachtete Dimensionen). Die Untersuchung der Effizienz des deutschen Gesundheitssystems hat ergeben, dass eine effiziente Nutzung von Ressourcen positiv Auswirkungen hat, aber trotz großer Ausgaben nicht dauerhaft anhält.51 Die Kernproblematik ist die negative demografische Entwicklung der Bevölkerung und deren negative Auswirkung auf die Finanzierung des Gesundheitssystems. Aufgrund der immer geringer werdenden Geburtenrate und der dadurch resultierenden geringeren Finanzierung des Gesundheitssystems in den Folgejahren, kann der medizinische Fortschritt bzw. Entwicklung sich verlagsamer, da die Bundesregierung aufgrund begrenzter finanzieller Mittel für die Forschung Ausgaben reduzieren könnte.52 Die Niederlande haben im Vergleich zu Deutschland eine bessere Bewertung der Dimensionen Effizienz erzielt und Zugänglichkeit erhalten aufgrund drastischer Erhöhung der Sozialausgaben und einer effizienten Steuerung.53

Des zweitens wurde Deutschland anhand der Dimension „Kompetenz oder Fähigkeit" bewertet. Deutschland belegt hier den fünften Rang hinter vergleichbaren Ländern wie der Schweiz, Norwegen, Dänemark und den Niederlanden. Die deutschen Ärzte zählen laut der HCQI-Studie aufgrund ihrer Ausbildung und der technischen Ausrüstung zu den qualifiziertesten.54 Trotzdem besteht eine signifikante Diskrepanz zur „Kompetenz oder Fähigkeit" des Personals, da die

---

[51] Vgl. Kelley, E./Hurst, J. (2006), S. 39.
[52] Vgl. ebd.
[53] Vgl. Ruland, F./Rahn, M. (2003), S. 150.
[54] Vgl. Kelley, E./Hurst, J. (2006), S. 39.

Patienten in Deutschland zwar hoch qualifizierte Ärzten schätzen, aber zugleich ziemlich unzufrieden mit ihren Ärzten sind (siehe in Anhang Abb. 1: Zufriedenheit der Patienten mit ihrem Arzt) sind. Mögliche Gründe dafür können lange Wartezeiten, kurze Besprechungszeiten bzw. Behandlungen, fehlende Erklärungen der Vorgehensweise bei Erkrankungen, Benutzung fachspezifischer Terminologie und fehlendes Vertrauen sein.

In Bezug auf die Analyse der „Reaktionsfähigkeit" in Deutschland wurde aufgezeigt, dass viele Patienten Unsicherheiten bei der Suche nach einem Arzt aufzeigen und eine beachtliche Unzufriedenheit beim persönlichen Kontakt mit dem Arzt herrscht. Länder wie Schweden, die USA, Frankreich, Italien und Kanada haben hier eine bessere Bewertung als Deutschland (siehe im Anhang Abb. 1: Zufriedenheit der Patienten mit ihrem Arzt).Mögliche Gründe dafür sind die unzureichende Kommunikation, Unpünktlichkeit der Ärzte, Wartezeiten und Besprechungsdauer mit dem Arzt.55

Weiter wurde in Deutschland anderen Faktoren ohne Dimension betrachtet wie die Zahl der Krankenhausbetten. Dieser Vergleich ergab, dass Deutschland hier über den Durchschnitt der OECD liegt und einer der Spitzenreiter ist (siehe im Anhang Abb. 3: Krankenhausbetten pro 1000 Einwohner). Deutschland ist dadurch vorbereitet, in Situation wie z.B. Naturkatastrophen, Infektionskrankheiten (Quarantäne), bewaffneten Konflikten eine ausreichende Versorgung anzubieten.56 Länder wie die USA und Italien können wiederum keine ausreichende Zahl an Betten für die Patienten zur Verfügung stellen, falls eine massive Anzahl von Menschen behandelt werden müsste.57Als Letztes wurde die Lebenserwartung der Bevölkerung unabhängig von jeder spezifischen Dimension betrachtet. Deutschland zählt zu den fünf Ländern, deren Bevölkerung die höchste Lebenserwartung aufweist, hinter der Schweiz, Italien, Japan und Spanien (siehe im Anhang Abb. 3: Die höchste Lebenserwartung laut der OECD- und der HCQI-Studie). Mögliche Gründe dafür sind schwer zu erkennen, da die Lebenserwartung von zahlreichen Faktoren abhäng wie Lebensstil, Wohnverhältnisse, Ernährung etc. 58

---

[55] Vgl. http://www.presseportal.de/pm/102000/2079438/patienten-sind-weltweit-unzufrieden-mit-aerzten-beklagen-mangelnden-respekt-zu-kurze-visiten-und , 05.08.2014.
[56] Vgl. Kelley, E./Hurst, J. (2006), S. 39.
[57] Vgl. ebd.
[58] Vgl. ebd.

6 Schlussbetrachtung

6.1 Zusammenfassung

Als Ergebnis der Untersuchung kann formuliert werden, dass die Messung der Qualität im internationalen Gesundheitswesen von verschiedenen Faktoren geprägt wird. Aufgrund der unterschiedlichen Gesundheitssysteme und Strukturen der einzelnen Länder war im Wege der Betrachtung eine Festlegung von geeigneten Dimensionen erforderlich, um die Validität der Messung gewährleisten zu können. Die Auswertung der gemessenen Dimensionen zeigte, dass Deutschland im Vergleich zu anderen Ländern über ein mittelmäßiges bzw. teures Gesundheitssystem verfügt. Deutschland kämpft mit der Schwachstelle der demografischen Entwicklung und der davon betroffenen Finanzierung des Systems sowie der Unzufriedenheit der Patienten. Die deutschen Krankenhäuser haben eine große Anzahl an Krankenhausbetten sowie qualifizierte ausgebildete Ärzte. Aktuell ist folgedessen ein Trend zu erkennen, da mehr als 250 Kliniken eine Schließung aufgrund fehlender Investitionen und Einnahmen droht.[59] Desweiteren hat Deutschland eine ziemlich hohe durchschnittliche Lebenserwartung im internationalen Vergleich, ob dies an der Qualität des deutschen Gesundheitswesens liegt, konnte nicht festgestellt bzw. bestätigt werden.

6.2 Limitationen der Arbeit und Kritik der Studie

Im Folgenden sollen während Durchführung der Untersuchung sichtbar gewordene Limitationen kritisch reflektiert werden. Die Ergebnisse dieser wissenschaftlichen Arbeit werden durch bestimmte Rahmenbedingungen in verschiedenen Bereichen limitiert, da die HCQI-Studie wenig Information und Daten über Deutschland als Betrachtungsland liefert. Zudem sind die Interpretationen der Herausgeber der Studie durch die subjektive Sicht der Autoren und die Auswahl der Dimensionen und Indikatoren geprägt und die Objektivität und Aussagestärke der Ergebnisse werden entsprechend beeinträchtigt. Desweiteren bleiben offene Fragen bezüglich der Definition des Strukturindikators innerhalb der HCQI Studie. Der Strukturindikator nach der der HCQI Studie Interpretation vermeidet wichtigen Definitionen wie technische Ausstattungen, Ausbildung des Personals, Nutzung und Zugangsmöglichkeiten der Patienten und orientiert sich mehr an die Erreichung des Zieles. Diese Interpretation ist unklar und erklärungsbedürftig. Es treten zudem Einschränkungen aufgrund geringer Stichproben und schwacher Differenzierung der Länder in dieser Studie auf. Ein weiterer Kritikpunkt ist die Begrenzung durch fehlendes

---

[59] Vgl. http://www.stern.de/wirtschaft/news/geldnot-bei-kliniken-hunderten-krankenhaeusern-droht-wirtschaftliches-aus-2119859.html, 28.07.2014.

Fachwissen aus anderen wissenschaftlichen Bereichen. Dies hat seinen Grund hauptsächlich darin, dass viele Dimensionen sich widersprechen und unklar sind, wo die genaue Differenzierung besteht. Diese Aspekte können durch andere Fachbereiche besser bearbeitet werden als aus wirtschaftswissenschaftlicher Sicht. Ergebnisse aus anderen Disziplinen können aber als Basis weiterer wirtschaftswissenschaftlicher Untersuchungen dienen. Somit bietet dieses Thema mannigfaltige Möglichkeiten für interdisziplinäre Forschung.

Folglich lassen sich einige Dimensionen nur begrenzt auf den internationalen Vergleich übertragen und eine exakt passende Dimension für alle Länder ist nicht existent. Als finaler Kritikpunkt ist die fehlende Betrachtung von politischen und technologischen Aspekten der einzelnen Länder zu nennen. Man kann durch die Bewertung von Dimensionen nicht erkennen, ob das Land Politische Verbesserungsmaßnahmen im Gesundheitssystem schon durchgeführt haben und man könnte nicht feststellen, ob je nach Land bestimmten technologische Vorschritte vorhanden sind.

8 Literaturverzeichnis

Aday, L./   Development of Indices of Access to Medical Care,
Anderson, R.(1975) Health Administration Press, Michigan.

Arah, O./   Conceptual frameworks for health systems performance: a
Klazinga , N./   quest for effectiveness, quality and improvement ,
Delnoij D. (2003) International Journal for Quality in Health Care Volume 15
                   Nummer 5, S.377ff.

Börtz, J./   Forschungsmethoden und Evaluation – Für Human-
Döring, N. (2005) und Sozialwissenschaftler, Springer, Heidelberg.

Carmines, E./   Reliability and Validity Assessment, Sage Verlag,
Zeller, R. (1978) Beverly Hills.

Donabedian, A. (1966) Evaluating the quality of medical care, Vol. 44 No.3 ,
                       Michigan.

Donabedian, A. (1985) The Definition of Quality and Approaches to its Assessment,
                       University of Michigan.

Donabedian, A. (2003) An Introduction to Quality Assurance in Health Care.
                       Oxford University Press, Oxford.

Fleßa, S./   Grundlage der Gesundheitsökonomie : Eine Einführung in das
Greiner, W. (2013) wirtschaftliche Denken im Gesundheitswesen, Springer Gabler,
                    Berlin und Heidelberg.

Gehring, U./   Grundkurs Statistik für Politologen und Soziologen, VS
Weins, C. (2009)   Verlag für Sozialwissenschaften, Wiesbaden.

Gutjahr, W. (1971) Die Messung psychischer Eigenschaften, Deutscher Verlag der
                    Wissenschaften, Berlin.

Held, B. (2012)   Nachhaltiges Gesundheitswesen in Deutschland, Steinbeis Edition,
                    Stuttgart.

Kamiske,G./   Qualitätsmanagement von A bis Z:Erläuterung moderner Begriffe
Brauer, J.(2008)   des Qualitätsmanagement, Carl Hanser Verlag, Berlin.

Kelley, E./   Health Care Quality Indicators Project Conceptual
Hurst, J. (2006)   Framework Paper, OECD Working Papers, No. 23.

Lauterbach, K. (2010)   Gesundheitsökonomie, Management und Evidence-based
                        Medizin, Schattauer Verlag, Köln.

Lloyd, R. (2004)   Quality Health Care, A Guide to Developing and Using
                    Indicators,Jones and Bartlett, Canada.

Roeder, N. (2000)   Gesundheitsökonomie, Gesundheitssystem und öffentliche
                    Gesundheitspflege , Deutscher Ärzte-Verlag, Münster.

Rubant, G. (1997)   Definition und Messung von „Gesundheit", Diplomarbeit,
                           Frankfurt Main.

Ruland, F./   Rentenversicherung im internationalen Vergleich,
Rahn, M. (2003)   Verband Deutscher Rentenversicherungsträger, Frankfurt a.M.

Tübingen, P. (1996)   Hamburger Jahrbuch für Wirtschafts- und Gesellschaftspolitik,
                       Artibus Verlag, Hamburg.

Sauberer, N./   Biodiversität in Osterreich; Räumliche Muster und
Moser, D./   Indikatoren der Arten und Lebensraumvielfalt ,
Grabherr, G. (2008)   Haupt Berne Verlag, Wien.

Simon, M. (2010)   Das Gesundheitssystem in Deutschland , Huber Verlag, Hannover.

Schubert, K./   Das Politiklexikon; 5. Auflage, Bundeszentrale für
Klein, M. (2011)   Politische Bildung, Bonn.

Werner, C.(2000)   Beiträge zur Gesundheitsökonomie 2000, industriewissen-
                       schaftliches Institut, Wien.

World Health   World Health Report 2000; Health Systems: Improving
Organisation (2000)   Perfomance, Geneva Switzerland.

Zollondz, H.(2006)   Grundlagen Qualitätsmanagement : Einführung in Geschichte,
                       Begriffe, System und Konzepte, Oldenbourg, München.

Zorn, U./

Ollenschläger, G. (1999)   Qualitätsbestimmung in der medizinischen Versorgung –ein universelles Entwicklungsschema für Qualitätsindikatoren, Urban und Fischer Verlag, Köln.

Internetquellen

https://www.apotheken.de/gesundheit-heute-news/article/vogelgrippe/, 31.07.2014.

http://de.statista.com/statistik/lexikon/definition/66/indikator/, 20.07.2014.

http://www.leitlinien.de/leitlinien-anwendung/qualitaetsindikatoren, 20.07.2014.

http://www.rosenfluh.ch/rosenfluh/articles/download/4019/Was_bedeutet_eigentlich_patientenze ntrierte_Medizin.pdf , 06.05.2014.

http://www.kas.de/upload/dokumente/verlagspublikationen/Innovation-Medizin/innovation_medizin_henke.pdf , 31.07.2014.

http://www.stern.de/wirtschaft/news/geldnot-bei-kliniken-hunderten-krankenhaeusern-droht-wirtschaftliches-aus-2119859.html , 28.07.2014.

http://www.svr-gesundheit.de/index.php?id=83, 09.06.2014.

http://www.wortbedeutung.info/Dimension/ , 05.06.2014.

http://www.bpb.de/politik/innenpolitik/gesundheitspolitik/72547/gesundheitswesen-im ueberblick, 30.07.2014

http://www.pkv.de/service/broschueren/positionen/vorteile-und-fakten-des-deutschen-gesundheitssystems.pdb.pdf.03.08.2014.

https://www.kfw-entwicklungsbank.de/Internationale-Finanzierung/KfW-Entwicklungsbank/Development-Research/Forschungskooperationen/Beispiel-Armutsdimensionen/, 03.08.2014.

http://arbeitsblaetter.stangl-taller.at/FORSCHUNGSMETHODEN/Guetekriterien.shtml 04.08.2014.

http://www.banken.de/inhalt/journal/artikel/artikel-versichern-krankenversicherung/private-zahnzusatzversicherung-zahnersatz-nur-fuer-reiche?type=, 04.08.2014.

http://www.presseportal.de/pm/102000/2079438/patienten-sind-weltweit-unzufrieden-mit-aerzten-beklagen-mangelnden-respekt-zu-kurze-visiten-und , 05.08.2014.

9. Anhang

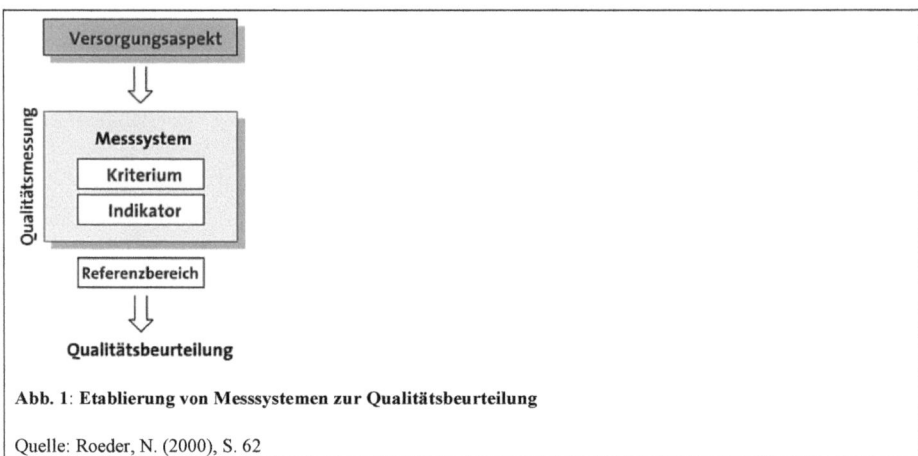

Abb. 1: **Etablierung von Messsystemen zur Qualitätsbeurteilung**

Quelle: Roeder, N. (2000), S. 62

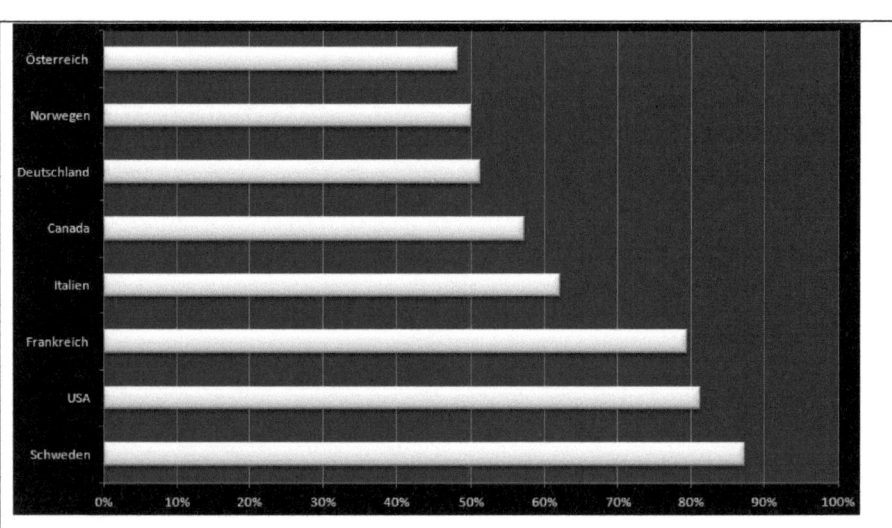

Abb. 2: **Zufriedenheit der Patienten mit ihrem Arzt** (Faktoren wie Wartezeiten und Arztkontakt)

Quelle: Eigene Darstellung in Anlehnung an Kelley, E./Hurst, J. (2006) S. 39

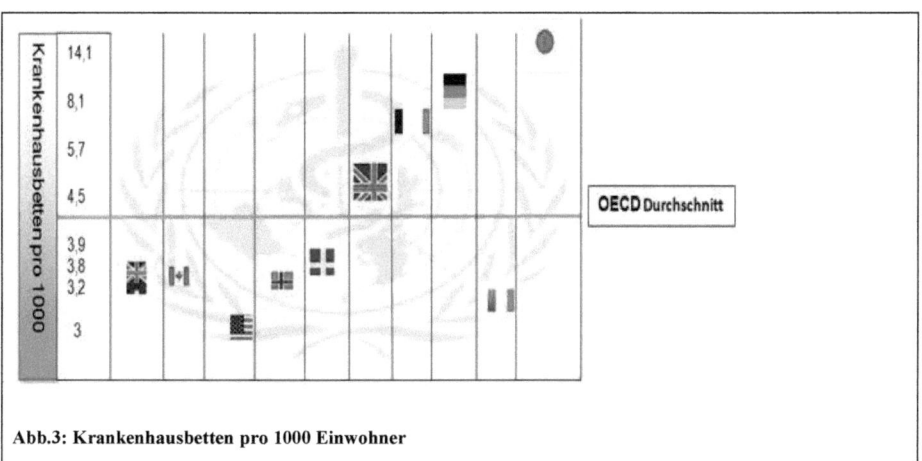

Abb.3: Krankenhausbetten pro 1000 Einwohner

Quelle: Eigene Darstellung in Anlehnung an Kelley, E./Hurst, J. (2006), S. 39

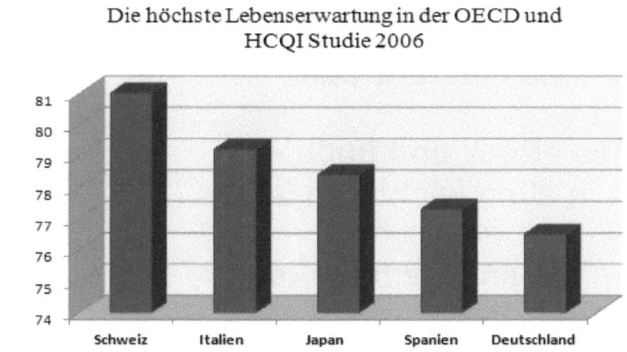

Abb.4: Die höchste Lebenserwartung laut HCQI-Studie

Quelle: Eigene Darstellung in Anlehnung an Kelley, E./Hurst, J. (2006),

S. 39

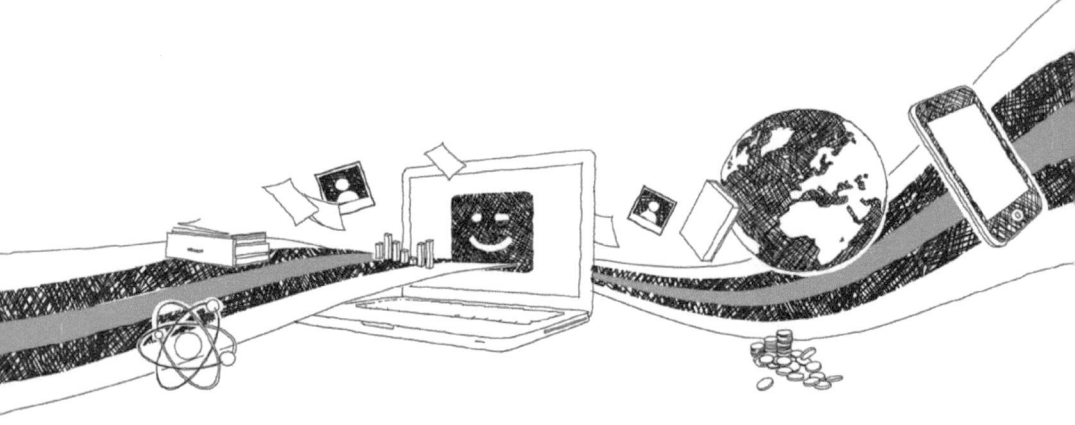
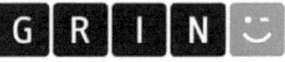